La Tuberculose humaine et la Tuberculose bovine

Leur fréquence, leur contagion réciproque, leur mode de propagation, les moyens de s'opposer à leur développement. — Dispositions légales contre la Tuberculose des Bestiaux.

CONFÉRENCE

Organisée par M. l'Abbé GAUFFRIAU, Curé de Plessé

ET FAITE PAR LE

Docteur Georges GUILLOU, de Nantes

à Plessé, le 24 Novembre 1908

Sous la Présidence du Comte DE LA ROCHEFOUCAULD

Maire de Plessé, Membre du Conseil général de la Loire-Inférieure

NANTES

IMPRIMERIE C. MELLINET — BIROCHÉ & DAUTAIS, SUCCrs

5 - Place du Pilori - 5

1909

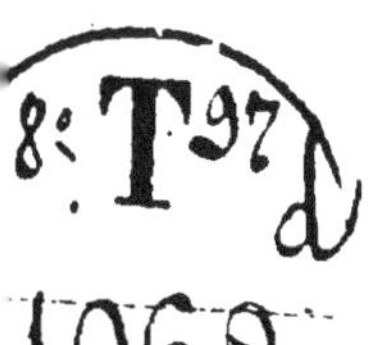

La Tuberculose humaine et la Tuberculose bovine

Leur fréquence, leur contagion réciproque, leur mode de propagation, les moyens de s'opposer à leur développement. — Dispositions légales contre la Tuberculose des Bestiaux.

CONFÉRENCE

Organisée par M. l'Abbé GAUFFRIAU, Curé de Plessé

ET FAITE PAR LE

Docteur Georges GUILLOU, de Nantes

à Plessé, le 24 Novembre 1908

Sous la Présidence du Comte DE LA ROCHEFOUCAULD

Maire de Plessé, Membre du Conseil général de la Loire-Inférieure

NANTES

IMPRIMERIE C. MELLINET — BIROCHÉ & DAUTAIS, SUCC^rs

5 - Place du Pilori - 5

—

1909

La Tuberculose humaine et la Tuberculose bovine

MESDAMES, MESSIEURS,

On a dit qu'il n'y a pas de manière facile d'apprendre les choses difficiles. Je ne crois pas qu'il y ait davantage de manière agréable de dire les choses désagréables. Et ce sont, je le crains, des choses désagréables que je viens vous dire. Je viens troubler vos habitudes, médire de vos manies, choquer vos opinions, bouleverser vos préjugés. Or ce que, tous, nous préférons à tout, à ce qui est vrai, à ce qui est juste, à ce qui est scientifique, à ce qui est avantageux, c'est ce qui nous est habituel, c'est notre douce somnolence bercée dans l'ornière et dans ses cahots, c'est le train-train toujours connu et toujours vécu, c'est la sainte, la toute-puissante, l'engluante routine, plus forte et plus décisive que le bon sens et la raison même chez les gens les plus raisonnables et les plus sensés.

Je viens vous dire que vous souffrez et que vous n'avez pas le droit de vous plaindre, que la tuberculose se dissémine chez vous et que vous contribuez à la répandre, que vous perdez de l'argent et que vous semblez prendre plaisir à vous préparer à en perdre davantage, que vous pouvez vous défendre et que vous ne voulez pas être défendus.

La tuberculose a envahi vos étables, vos familles.

autre manière, former une grosseur, une agglomération, des masses tuberculeuses du volume d'une noisette, d'une noix, d'un œuf, du poing ; des tumeurs énormes que les vétérinaires appellent des conglomérations et que les ouvriers des abattoirs appellent des grappes.

Tous les organes, vous ai-je dit, peuvent subir l'envahissement, l'infiltration, la dégénérescence et la destruction tuberculeuses.

Les ganglions, les glandes, comme vous les appelez, sont souvent les premiers atteints. Supposez les ganglions du cou infectés, et voilà l'adénite cervicale réalisée, ce que dans le monde on appelle les écrouelles, dans le peuple, les humeurs froides. Et vous savez quelles plaies repoussantes, suppurantes, quelles cicatrices odieuses, violacées, indélébiles, défigurent et stigmatisent à jamais les malheureux qui n'ont pas pu éviter la suppuration ganglionnaire.

Dans la poitrine, les ganglions du médiastin se tuberculisent souvent ou pour mieux dire presque toujours. Réunis, collés l'un à l'autre par l'inflammation tuberculeuse, ils arrivent en se tuméfiant à former (chez les animaux surtout) des masses énormes qui compriment les organes importants au milieu desquels ils sont plongés et déterminent, au hasard de leur siège, les symptômes les plus variés et parfois les plus dramatiques. Compriment-ils la trachée ou le larynx, ou les bronches ? Ce sont des troubles de la voix, c'est la toux rappelant la toux de la coqueluche, ce sont des difficultés respiratoires depuis l'oppression intermittente jusqu'à l'étouffement, jusqu'à l'asphyxie. Compriment-ils les gros vaisseaux veineux ? C'est la circulation qui s'entrave, l'extrémité céphalique qui s'engorge, les centres nerveux qui se congestionnent. Compriment-ils l'œsophage, c'est-à-dire l'étroit conduit qui livre passage aux aliments depuis la gorge jusqu'à l'estomac? Ce conduit est dévié de sa direction, déformé, comprimé, réduit dans son calibre et combien d'animaux ont dépéri et seraient morts de faim si on ne les avait abattus, dans leur amaigrissement extrême, parce que la maladie ganglionnaire avait posé sur leur œsophage une masse comprimante, infranchissable pour le bol alimentaire. Le carreau, c'est-à-dire la tuberculose des ganglions du ventre, est-il une moindre maladie? Enfants morts, bestiaux crevés, deuils dans vos familles, pertes d'argent dans vos étables vous ont trop souvent répondu, car la maladie vous frappe toujours avec la même indifférence dans votre cœur et dans votre porte-monnaie.

La tuberculose buccale, pharyngienne, stomacale, intestinale, sème et étale à profusion sur les différents lieux de la muqueuse digestive des graines, des gommes, des ulcères. Gênes, douleurs allant parfois jusqu'à l'atrocité, difficulté ou impossibilité alimentaire, diarrhée profuse surtout chez les animaux bovins, diarrhée qui projette partout dans les étables des liquides morbides et contagionnants. Quel élevage est possible sur des litières et dans des locaux ainsi souillés? Nous le verrons tout à l'heure.

Ne savez-vous pas que la tuberculose, quand elle choisit pour voie de pénétration organique la voie respiratoire, va produire, par des moyens différents en apparence, en réalité les mêmes désordres, la même déchéance vitale et la même cachexie?

Dans le larynx, ulcération des cordes vocales, destruction de la muqueuse et destruction des cartilages, perte de la voix, au milieu d'indicibles souffrances; dans le poumon, ramollissement des tubercules ulcérés, destruction du tissu pulmonaire que le jetage ou l'expectoration vont projeter à même autour du patient. Et ainsi peu à peu se creusent dans le poumon des trous ou des cavernes qui vont rapidement jusqu'à la destruction de l'organe et à la suppression de sa fonction.

La tuberculose ne respecte rien. Elle atteint tout : les plèvres, le péritoine, les articulations où elle va donner naissance aux arthrites et aux tumeurs blanches, les méninges, où se développe insidieusement la plus douloureuse et la plus fatale, la plus irrémédiablement mortelle des maladies, la méningite tuberculeuse qui frappe l'enfance avec une atroce prédilection.

Que ce soit dans vos familles, que ce soit dans vos étables, la tuberculose est toujours la même, implacable, rongeante, destructive, semant autour d'elle la maladie, le chômage, la douleur, la mort, la misère, la ruine. Et vous ne pouvez pas dire, morte la bête, mort le venin. Vous pouvez enrocher son cadavre ! le venin reste partout derrière elle et foisonne ! Et vous vivez en sécurité ! Et combien de vous en ce moment m'écoutent avec scepticisme, le sourire aux lèvres, et leurs tenaces préjugés triomphants, mais attendons !

Je vous ai dit que la tuberculose atteint tous les tissus, tous les organes, tous les appareils organiques. La tuberculose osseuse n'est pas une rareté, os des mains, des pieds, des membres, côtes, os du crâne, os des vertèbres, tous peuvent être atteints. Savez-vous ce que c'est que le *Mal de Pott*. C'est la tuberculose de la colonne vertébrale. Les vertèbres se ramollissent et s'écrasent, la colonne vertébrale se raccourcit et se dévie, le malade devient bossu.

Par l'extension du mal à la moëlle, les jambes et quelquefois, suivant les vertèbres atteintes, les jambes et les bras se paralysent ! Combien d'enfants sont étendus aujourd'hui dans des gouttières, attendant une consolidation qui les laissera infirmes, objets de risée pour leurs camarades, objets de douleur pour leurs parents, objets pour eux-mêmes d'impuissance sociale, de plainte et de dépit. C'est encore la tuberculose qui a fait ces difformes et ces infirmes. Regardez maintenant ces désespoirs et ces horreurs.

Cet enfant, cette jeune femme, cet homme jeune et de stature droite et vigoureuse qui passe dans vos rues ou dans vos villages, qui ne sort que le soir, qui rase vos maisons ou vos haies, vous le connaissez, vous l'avez vu et il vous épouvante, avec ses joues ulcérées et suintantes, ses lèvres bourgeonnantes, amincies ou bridées, ses oreilles plates, livides et déchiquetées.

Plus de nez, tout a disparu, rongé peu à peu par le mal dévorant ; une cicatrice, percée d'un trou fétide au milieu du visage, c'est tout ce qui en reste ! Et les paupières rongées à leur tour laissent les globes des yeux saillants, épouvantés, tournant dans le vide, rougeâtres, desséchés et douloureux, menaçant ruine. Voilà le lupus, le lupus vulgaire, le lupus qui mange le visage comme, chez le phtisique, la tuberculose mange les poumons, voilà les effets de la tuberculose, voilà ce que le médecin voit tous les jours, les réalités de drames qui vont tous les jours croissant dans le monde, que nous devrions combattre avec une farouche énergie et que, par tous les moyens, nous favorisons ; voilà ce qui nous menace, ce qui menace nos enfants et ce qui nous laisse insensibles. Tuberculose ganglionnaire, tuberculose articulaire, pulmonaire, cutanée, nerveuse, tuberculose de l'étable ou tuberculose du foyer, tuberculose de l'enfant ou tuberculose du père, qu'importe ; c'est toujours la prospérité de la maison atteinte, la contagion menaçante, perte de travail, perte d'argent, sans parler de la douleur, des insomnies, de la mort.

Mais cette maladie, si variable dans les formes qu'elle

peut prendre, est-elle fréquente ? Ecoutez la réponse, car je ne veux vous donner que des chiffres précis. En médecine, nous ne sommes point des imaginatifs, nous sommes des photographes et nous vous reproduisons les réalités. Libre à vous de vous en émouvoir ou d'y rester indifférents, mais votre liberté s'arrête là et ne va pas jusqu'à pouvoir discuter légitimement l'authenticité de nos chiffres ou la rectitude de nos conclusions. La tuberculose est donc une maladie très fréquente. Tous les ans, en France, 700,000 personnes en souffrent 150,000 personnes en meurent. Tous les ans, de par la tuberculose, une population comme la population de la ville de Nantes est enfouie dans les cimetières français.

En 1907, dans le département de la Loire-Inférieure, il est mort environ 12,500 personnes ; sur ces 12,500 décès, 2000, au moins, relèvent de la tuberculose. Voulez-vous d'autres chiffres? La ville de Nantes comptait, avant ses dernières annexions, 133,217 habitants ! L'année dernière, en 1907, on y a enregistré 3,065 décès. Or, sur ces 3,065 décès, la tuberculose y figure à elle seule pour 641, c'est-à-dire pour plus d'un cinquième. Quel désastre, quel ravage ! Qui ne serait épouvanté à l'idée qu'un grand nombre de ces vies humaines, avec un peu de sagesse et de prévoyance, auraient pu être épargnées ? Et pour vous rendre compte de l'importance sociale de cette mortalité tuberculeuse, rappelez-vous que c'est surtout de 20 à 30 ans, à l'âge de la force, de la fécondité, de l'activité, à l'âge où se fondent les foyers, où s'essaiment les familles, rappelez-vous que c'est de 20 à 30 ans surtout que la tuberculose choisit ses victimes, les arrête, les jette sur leur lit et les tue dans tout l'épanouissement de l'espérance, de la grâce et de la vie.

Si la tuberculose s'accroît ainsi dans l'espèce humaine

il en va de même dans l'espèce animale. Les vétérinaires se plaignent partout de l'accroissement de la tuberculose bovine. Dans le seul département de la Loire-Inférieure, 900 bœufs ou vaches tuberculeux ont été déclarés l'année dernière. Cette année, et nous sommes en novembre, 925 déclarations de tuberculose bovine ont déjà été faite. Vous voyez à quels chiffres nous arriverons, et à quels chiffres nous arriverions surtout si le mal était partout scrupuleusement déclaré.

Pourquoi la tuberculose progresse-t-elle ainsi ? Parce qu'elle est contagieuse et que nous ne faisons rien, je vous le répète, pour combattre la contagion, et que nous faisons tout au contraire pour la favoriser. Préjugés, routine, entêtement, malhonnêteté inutile dans les marchés, ignorance et niaiserie, tout se réunit avec la mollesse et l'indifférence, pour aggraver un mal que le concours des intelligences et le groupement des intérêts, envers et contre tout solidaires, pourraient, dans une bonne mesure, endiguer et réduire.

La tuberculose est contagieuse de l'homme à l'homme. Le fait est notoire et d'observation courante et n'a pas besoin d'une autre démonstration que sa notoriété même.

Depuis les faits cent fois constatés du mari qui s'infecte tuberculeusement au contact de sa femme, ou la femme qui s'infecte dans la vie commune avec son mari ; depuis l'enfant tuberculisé dans les caresses et les baisers de sa mère phtisique et tousseuse, jusqu'à la contagion dans les ateliers, dans les bureaux, dans les hôpitaux, dans les prisons, dans toutes les agglomérations humaines, partout en un mot la contagion tuberculeuse s'opère et devrait dans les trois-quarts des cas, avec un peu de prévoyance ne pas pouvoir s'opérer. Le résultat, je vous l'ai dit, c'est qu'en France, 7 à

800,000 personnes sont atteintes de manifestations tuberculeuses tous les ans, c'est que 150,000 personnes y succombent, c'est que des milliers et des milliers d'animaux en crèvent !

Que de journées de travail perdues ! Que de fermiers dans la misère ! Quelles dépenses médicales et pharmaceutiques ou vétérinaires ! Comptez ce que peut coûter par an la tuberculose à un pays comme la France, et comptez combien de pièces de cent sous vous enterrez vous-mêmes en enterrant un bœuf, une vache ou un cochon tuberculisés ?

Mais savez-vous que la contagion ne s'exerce pas seulement de l'homme à l'homme, qu'elle s'exerce aussi de l'animal à l'animal, et qu'il y a aujourd'hui des étables maudites, comme il y avait autrefois dans la Beauce, avant la découverte du vaccin charbonneux, des champs maudits où les troupeaux, en paissant, broutaient des herbes souillées par les germes charbonneux des charognes qu'on y avait enrochées.

Une vache tuberculeuse, et voilà la meilleure étable contaminée ! Ne riez pas ! C'est votre argent qui est en jeu ! Il ne s'agit plus de sentiments, ni d'intérêts politiques ou religieux dont la sottise peut rire, dont l'indifférence ou le bel esprit peut plaisanter ; c'est une question de gros sous que je traite ici. Bientôt l'animal tuberculeux ne se vendra plus. Cette vache tuberculeuse contagionne ses voisines par son jetage, par sa salive, par sa diarrhée, par son urine, par les suppurations dont elle peut être atteinte. Toutes ces déjections contiennent, et j'emploie intentionnellement cette expression, toutes ces déjections contiennent le venin tuberculeux. Fumier, purin, crèches, mangeoires, rateliers, litières, pailles, fourrages, seaux, murs, tout est infecté, tout infectera un jour les voisins d'étables ; le porc qui viendra fouir dans le fumier, la poule qui y viendra picorer, car tout se tuberculise dans le voisinage de la tuberculose humaine, bovine, porcine, tout, jusqu'aux animaux de la basse-cour et jusqu'aux lapins.

Regardez bien désormais, et au lieu d'accuser des sorcières de jeter des sorts, reconnaissez la véritable cause des maux qui fondent sur vous et que vous arrêterez à volonté quand vous en aurez reconnu la source!

Mais ces foyers de contagion de la maison et de l'étable réagissant réciproquement l'un sur l'autre, l'homme malade est dangereux pour l'animal, l'animal tuberculeux est dangereux pour l'homme sain. Cette question de la contagion réciproque de la famille et du bétail est encore nouvelle; mais votre médecin, que cette question passionne, m'écrivait que dans la seule commune de Plessé, en 1907 et en une partie de 1908, sur 9 fermes ayant des étables contaminées, il a vu la tuberculose humaine dans 5. Et il m'ajoutait: « Bien plus éloquente est la statistique de M. Bigoteau; sur 31 de ses clients qui ont leur étable infectée, 19 d'entre eux ont vu la tuberculose frapper successivement un ou plusieurs membres de leur famille. »

C'est plus qu'un hasard qui a groupé ces chiffres, soyez-en sûrs, et retenez-les bien.

Même danger réside pour l'animal dans le voisinage de l'homme tuberculeux. Que vos tuberculeux, si vous en avez, n'aillent pas cracher dans vos étables; leurs crachats sont nuisibles pour vos bêtes, croyez-le et n'en riez plus.

Voici d'abord un fait rapporté par une gazette vétérinaire à Noyon:

« Dans une étable de la Beauce citée comme un modèle, il y avait 24 vaches et un taureau. On n'y avait jamais constaté de tuberculose quand 2 vaches se mirent à tousser. Elles furent livrées à la boucherie où elles furent saisies pour tuberculose. Bientôt 7 de leurs voisines furent reconnues tuberculeuses. Comment l'étable avait-elle été contaminée ? Une enquête très minutieuse apprit que le fermier avait pris pour vacher un homme qui mourut tuberculeux et qui couchait précisément au-dessus des deux premières vaches reconnues tuberculeuses. »

Un fait ne prouve rien dites-vous? En voici un autre, et celui-là vient de chez-vous ou à peu près, de votre région en tout cas, et c'est de votre médecin, le Dr Boulet, que je le tiens !

« Dans notre région, m'écrit-il, une riche étable où tous les animaux, vaches, bœufs, taureaux sont élevés dans l'exploitation même, où jamais on n'avait constaté de tuberculeux, on voit, il y a deux ans, une vache maigrir et tousser. Cette vache, soumise à l'épreuve de la tuberculine, réagit. Comment avait-elle pu contracter la tuberculose dans cette étable, au milieu d'animaux bien portants ? » Sans doute, des causes de contamination antérieure, longtemps silencieuses, ont pu enfin éclore ? Peut-être, mais enfin écoutez cette cause révélée par l'enquête et comprenez quelle raison assez plausible elle apporte pour que des esprits, même rigoureux, s'en contentent et se croient le droit scientifique d'y asseoir leurs conclusions :

« Interrogé, le régisseur, homme de grand bon sens, nous apprit tout de suite qu'une personne qui s'occupait de la vacherie était morte de tuberculose quelque temps auparavant. »

Observez donc autour de vous, la chose en vaut la peine. Votre santé, la santé des vôtres, la prospérité ou la décadence de vos travaux sont en cause. Qui vous protègera, si vous ne vous protégez pas contre cette matière virulente autour de vos malades partout répandue ?

Car ce venin, ce germe, ce bacille de la tuberculose, il a une puissance de vitalité, il a une puissance de résistance extraordinaire dans les milieux extérieurs où il a été projeté et où il est répandu.

Pendant 5, 6, 7 mois et plus, il résiste au dessèchement des produits morbides qui le contiennent. Prenez au bout d'un temps aussi considérable ces matières tuberculeuses desséchés et réduisez-les en poussières. Inoculez ces poussières à un animal ; elles ont gardé leur virulence et l'animal est tuberculisé. Que résulte-t-il de cette constatation et des ces expériences? C'est que toutes les matières tuberculeuses, tous les produits virulents de l'homme ou de l'animal malades, déposés au hasard de leur chute ou de leur projection, sur la surface des meubles, des parquets, des couvertures, des murs, des pailles, des fourrages, peuvent, en se desséchant, fournir des poussières qui infectent l'air des logements et des étables, qui se déposent sur les eaux ou sur les aliments, qui flottent dans l'air comme un venin atmosphérique, qui sont inhalées ou ingérées par les organismes séjournant dans les milieux contaminés et qui peuvent à la longue, par l'incessante infection et l'incessante inspiration de l'aliment respiratoire confiné, venir à bout des santés les plus robustes et les mieux éprouvées.

Le remède, c'est le renouvellement de l'air, la purification par la lumière solaire déversée à flots dans les habitations et dans les étables, la propreté, l'espace donné sans mesure aux êtres qui doivent y venir! Nous en parlerons tout à l'heure. Mais hélas, nous trouvons toujours que la propreté coûte cher, et nous n'avons pas encore trouvé le moyen d'avoir le soleil à bon marché.

Si le bacille tuberculeux résiste au dessèchement, il résiste également à l'humidité. Des matières tuberculeuses en putréfaction ont gardé leur virulence pendant 17 jours. Deux mois de séjour dans l'eau n'ont pas éteint la vitalité des germes pullulant dans des organes infectés. Des fragments de poumons tuberculeux, déposés dans une eau stagnante, étaient encore virulents au bout de 120 jours ; une eau qui se renouvelle est moins dangereuse. Mais toutes ces expériences, qui vous paraissent au premier abord de simples curiosités, nous en voyons l'importance quand vous voulez y réfléchir ? Les fontaines, les sources, les abreuvoirs, les mares, où vont se déverser les purins et où vont boire vos bestiaux, sont pollués par les excrétions de toutes sortes qu'ils y laissent et en très peu de temps elles deviennent dangereuses, très dangereuses, d'autant plus dangereuses que la sécheresse est plus grande et que le degré de concentration des matières infectées dans les eaux de boisson s'élève davantage.

Le bacille de la tuberculose opposera une résistance égale au froid et à la chaleur. Il vit dans la glace ; à des températures de 3°, de 8° au-dessous de zéro, il vit encore. La chaleur, pour venir à bout de sa résistance, doit exercer sur lui une action prolongée. A la chaleur sèche, il supporte pendant 2 ou 3 heures une température de 100°. Il résiste moins à la chaleur humide : en 10 minutes à 70° ; en 20 ou 30 minutes à 60°, il perd toute virulence. La conclusion, c'est que vous ne devez compter ni sur la chaleur de l'été pour le détruire, ni sur le froid de l'hiver pour le tuer ; mais que la cuisson, l'ébullition stérilisent tous les produits tuberculeux et doivent rendre les viandes suspectes et les laits contaminés absolument inoffensifs. Retenez cette vérité de plus en plus éprouvée et ne nous faites dire que ce que nous disons.

Vous savez déjà d'où vient le bacille, avec quelle facilité il infecte tous les objets sur lesquels il est déposé et tous les milieux où il se diffuse, vous savez quelle résistance incroyable il oppose à la sécheresse et à l'humidité, à la chaleur et au froid. Le voilà partout répandu. Comment va-t-il pénétrer les êtres vivants ? Quelles sont les voies d'introduction dans les organismes sains qu'il va infecter ? Comment, en un mot, devient-on tuberculeux ?

Les portes d'entrée de la tuberculose dans un organisme sont multiples. Le bacille peut y pénétrer par la voie cutanée, par la voie digestive, par les voies respiratoires. Enfin, une autre manière d'être tuberculeux serait de l'être héréditairement. La tuberculose est-elle héréditaire ? Les tuberculeux engendrent-ils des tuberculeux ? La science actuelle dit non. La tradition, l'opinion populaire dit oui. Cependant, la négation de l'hérédité tuberculeuse par la science est une négation mitigée. L'observation médicale sait bien, et elle ne le nie pas puisqu'elle le constate et qu'elle l'enseigne, que de nombreux descendants de tuberculeux meurent de la tuberculose. Les vétérinaires ne nient pas, et ils le publient, et nous le savons surtout par leurs observations, que nombre de veaux, nés de vaches tuberculeuses, ne tardent pas à succomber à la tuberculose. Mais, médecins et vétérinaires ajoutent : « Ces descendants tuberculeux humains et bovins ne sont pas nés tuberculeux, ils le sont devenus ; ils n'ont pas apporté le bacille tuberculeux dans leur substance en naissant, ils l'ont reçu plus tard ; en un mot, pour parler en aphorisme, ils ne sont pas nés tuberculeux, ils sont nés facilement tuberculisables.

» Ce qu'il y a de certain, c'est que la transmission tuberculeuse héréditaire est extrêmement rare. La grande majorité, la totalité presque (95 %), des veaux nés de mères tuberculeuses ne réagissent pas à la tuberculine. C'est seulement dans les mois qui suivent leur naissance que les veaux se tuberculisent. Par l'alimentation, par la contamination respiratoire ou digestive dans des étables contaminées ? Pour le moment, qu'importe la cause contagionnante? Ils sont contagionnés et ils pourraient ne pas l'être. En écartant des dangers de contagion tuberculeuse ces produits, d'origine suspecte ou avérée, on aurait pu, pour un temps tout au moins, assurer leur développement régulier, leur donner une chair musculaire avantageuse et marchande et transfigurer de beaux animaux en beaux écus ! Ah bien oui ! Pour se bien conformer à la routine, pour bien faire comme ont fait papa et maman, pour bien rire du médecin et du vétérinaire avec le rebouteur et le sorcier, et quelquefois même avec son propriétaire, on a laissé le veau naissant à la vache tousseuse, baveuse, jeteuse, on l'a fait téter à même la mamelle tuberculeuse ! Il a bien tété, il a bien maigri, il a bien toussé, il serait même bien crevé si on ne l'avait vendu quelques heures avant sa mort, 100 sous, à un boucher marron qui a eu tout juste temps de l'assommer avant son dernier soupir.

Tout ce que l'on peut affirmer aujourd'hui des descendants des tuberculeux, c'est qu'ils n'apportent point de bacilles dans leur sang ou dans leur substance en naissant ; mais ils naissent avec une tare organique réelle, avec des malformations diverses, avec des tissus imprégnés par les poisons qui imprégnaient la substance de leurs auteurs, avec une imperfection de structure et de fonction, qui diminuent leur résistance à toutes les causes morbides venant les assaillir, et surtout avec une prédilection marquée pour le germe tuberculeux contre lequel ils ne savent pas lutter dès qu'il vient les envahir.

Si donc les tuberculeux ne donnent pas héréditairement

le bacille tuberculeux à leurs enfants, ils leur donnent un organisme de déchéance et de misère où ce bacille se multiplie sans lutte et sans résistance. Viennent les causes adjuvantes de la tuberculose : excès de travail ou excès de plaisir, insuffisance alimentaire ou insuffisance respiratoire, alcoolisme, air vicié, encombrement, toutes les déchéances, toutes les tares, tous les amoindrissements..., le lit de la tuberculose est fait, elle s'y couche, et plus d'espoir. Souffrez, toussez, haletez, pas de rémission, c'en est fait, il faut mourir.

Je vous ai dit que les voies de la contagion étaient la voie digestive, la voie respiratoire, la voie cutanée.

Les expériences de Willemin depuis 1865, de Chauveau en 1868 et tant d'autres, ont depuis longtemps fixé la question. Mais en quoi, semblez-vous dire, les expériences de laboratoire ressemblent-elles à la vie ? Nous ne sommes pas des lapins, encore moins des cochons d'Inde. Qui nous prouve que la tuberculose, contractée par la voie digestive, déjà contestée en médecine, doive être incontestable ? Ce qui nous le prouve, ce sont les nombreux exemples qui s'observent tous les jours. Veaux, porcs, poules, oiseaux de basse cour se tuberculisent souvent ainsi. Le cheval lui-même, qui peut se tuberculiser, se tuberculise souvent par ingestion.

Un jour, les cultivateurs instruits se lasseront, je l'espère, de faire de l'élevage pour la tuberculose et pour la mort. Vous croyez que j'exagère ? Vous doutez du résultat de vos efforts et de vos imprudences ? Ecoutez bien : c'est chez vous, ou à peu près encore, que s'est passée la chose et c'est de votre vétérinaire que je l'ai apprise.

« Le 20 mars 1907, un porc appartenant à D... est reconnu atteint de tuberculose miliaire généralisée. Où ce porc a-t-il pris cette tuberculose ? Votre vétérinaire qui est un esprit curieux et un fureteur scientifique pasionné veut le savoir. Le propriétaire lui déclare que l'une de ses vaches dont le lait est entré dans l'alimentation du porc tousse beaucoup depuis plusieurs mois. Un arrêté déclaratif d'infection et de mise en surveillance est pris. Le 20 août suivant, le vétérinaire est requis pour assister à l'abatage de cette vache, une vache nantaise âgée de 8 ans. Ganglions, foie, poumons, plèvres, intestins, tout est farci de tuberculose. »

Ajoutez le prix de la vache au prix du porc et vous connaîtrez le dommage éprouvé par le fermier. Mais c'est un fait, et un fait ne prouve rien, me répetez-vous. Ecoutez donc encore celui-ci. Il est encore de chez vous et c'est encore M. Roguet qui l'observe et qui le raconte :

« Le 4 décembre 1907, le fait est récent et vous pouvez le vérifier, M. Roguet est encore appelé pour constater l'état d'un veau, de 6 à 7 semaines, abattu après avoir présenté les signes d'une affection aiguë du poumon. L'animal, d'une maigreur extrême, présentait à l'autopsie des lésions de broncho-pneumonie localisées aux parties antérieures des poumons, surtout à droite. Ces lésions consistaient en de nombreux foyers caséeux du volume d'une lentille ou d'un haricot, enchassés dans le parenchyme pulmonaire. Les ganglions bronchiques et médiastinaux y sont hypertrophiés. »

Bien que sans diagnostic bactériologique, le vétérinaire soupçonne la tuberculose et conseille la tuberculinisation de toutes les vaches de l'étable, car ce veau, qui a été élevé au biberon, a été nourri, non seulement avec le lait de sa mère, mais encore avec le lait de toutes les vaches de l'exploitation.

« Le 8 décembre, l'épreuve de la tuberculine révèle que sur 8 vaches, 4 sont tuberculeuses et 2 d'entre elles présentent d'ailleurs des signes extérieurs caractéristiques de tuberculose. Mais, et c'est ici que le fait présente un haut intérêt au point de vue de la contagion, la mère du veau n'a pas réagi à la tuberculine et ne présente aucun signe de tuberculose. » Ce n'est donc pas sa mère qui l'a contaminé! Etes-vous convaincus?

On pourrait vous citer des centaines de cas semblables. Ceux-là qui se sont passés, pour ainsi dire sous vos yeux, vous paraîtront plus démonstratifs, et vous suffiront.

Ce n'est pas seulement chez les porcins et les bovins que s'observe la tuberculose d'origine ingestive et je dirais volontiers d'origine lactée. On dit: si la mamelle de la vache est saine, son lait est sans danger. Malheureusement il n'y a aucun moyen de savoir, d'une manière assurée, si la mamelle est saine ou si elle est tuberculeuse. Les apparences ne peuvent pas suffire et c'est à la tuberculine seule qu'il faut demander la révélation d'une tuberculose mamellaire soupçonnée. Ici, le remède est simple: l'ébullition tue le bacille tuberculeux; faites bouillir le lait, faites-le bouillir à plusieurs reprises, et buvez-le et faites-le boire en sécurité.

C'est parce qu'une précaution si élémentaire et si aisée n'a pas été prise que des accidents aussi déplorables que les suivants ont pu être observés :

« Le Dr Staugs, d'Amesbach, donna ses soins à un garçon de 5 ans, bien constitué en apparence, né de parents sains, dont les familles du côté du père et de la mère étaient exemptes de toute maladie héréditaire. L'enfant était atteint de tuberculose miliaire ; il succomba. A l'autopsie, tuberculose miliaire des poumons avec hypertrophie des ganglions mésentériques. On apprit que peu de temps auparavant, les parents avait fait abattre une vache que les vétérinaires de l'abattoir avaient reconnue atteinte de phthisie pommelière. Longtemps cet enfant avait bu du lait de cette vache aussitôt après sa traite. »

Laissez-moi vous raconter encore le fait suivant.

Dans cette question si grave et si controversée, on ne saurait trop vous prémunir contre l'erreur, les fautes d'interprétation et la fantaisie.

« Le Dr Gosse, de Genève, perdait, en 1893, une jeune fille âgée de 17 ans, qui s'était mise à dépérir rapidement et qui mourut sans qu'on pût en reconnaître exactement la cause. Le Dr Gosse eut le courage de faire l'autopsie de sa fille et il reconnut qu'elle était morte d'une tuberculose intestinale et mésentérique. D'où venait cette tuberculose ? D'hérédité ? il ne pouvait en être question. La localisation permettait de supposer une origine alimentaire. Or voici ce qu'on trouva. La famille du Dr Gosse allait passer tous les dimanches dans un domaine héréditaire, et l'une des joies de la jeune fille était de boire du lait de vache tout frais tiré. Or, on le reconnut, sur 5 vaches, 4 étaient tuberculeuses, et 2 d'entre elles avaient de la tuberculose de la mamelle. »

La question est tranchée ou nulle question ne se tranchera jamais : le lait des vaches tuberculeuses peut être dangereux, et il doit être regardé comme tel à moins que l'ébullition prolongée ne l'ait réhabilité en détruisant les germes qui lui conféraient sa virulence.

Le sang et la chair musculaire des animaux tuberculeux n'ont que peu ou point de qualités virulentes, et sauf lorsque la tuberculose des animaux est avancée, généralisée, profonde, l'inoculation de leur viande ne donne que des résultats négatifs.

« La virulence du sang qui s'observe plutôt chez certaines espèces que chez d'autres, n'est qu'exceptionnelle. Elle est toujours passagère et diluée. Les bacilles se détruisent dans le muscle en s'y fixant », et la chair n'offrirait aucun danger si les ganglions intra-musculaires ne s'infectaient quelquefois d'une tuberculose redoutable et avérée. Beaucoup plus dangereux que la viande de la vache et du bœuf sont leurs viscères, foie, reins, ganglions aussi, où les lésions peuvent être profondes, où la virulence des germes garde toute sa puissance !

A-t-on exagéré la fréquence de la tuberculisation par les voies respiratoires ? Peut-être. Mais réduit à sa réalité, ce mode d'infection a encore son importance. Je vous ai dit avec quelle facilité les produits morbides des tuberculeux se réduisaient en poussières virulentes, et comment ces poussières de toutes origines, balayages à sec dans nos rues, dans les écoles, dans les ateliers, dans toutes les administrations publiques ou privées, dans les casernes, dans les prisons, dans les hôpitaux, dans les auberges, dans les théâtres, dans nos appartements, viennent souiller l'air que nous respirons, infecter nos narines, nos amygdales, nos bronches, nos poumons. De là, ces épidémies d'usines, d'ateliers, de casernes, de là, ces contagions surprenantes dans des bureaux où un tuberculeux a séjourné et qui ne cessent, après avoir fait 7, 8, 10 victimes, que le jour où l'on a désinfecté vigoureusement le local infecté ou résolument mis au feu le parquet imprégné.

Les exemples de la tuberculose par inoculation cutanée sont observés tous les jours aussi bien dans nos hôpitaux, sur la table d'opération et dans les amphithéâtres, sur la table d'autopsie, que dans les abattoirs, chez les équarrisseurs, partout, en un mot où un opérateur peut se blesser en maniant des organes ou des produits tuberculeux.

Le grand Laënnec se blesse au doigt en sciant une colonne vertébrale tuberculeuse. Il voit se développer au point piqué un abcès caséeux. Il mourut plus tard de tuberculose pulmonaire. On a publié récemment des cas nombreux d'inoculation de tuberculose cutanée chez les garçons d'abattoirs de Berlin. Si on en publie moins ailleurs, on en observe à peu près autant partout. La tuberculose est donc inoculable : le fait est depuis longtemps connu et il est partout quotidiennement prouvé. C'est un dogme, entendez-le bien, et le meilleur moyen de le démontrer, c'est de n'y point croire et de s'inoculer par niaiserie, par insouciance ou par bravade. « La preuve que la tuberculose n'est pas inoculable, c'est que je me la suis inoculée » peut dire plus d'un fanfaron !

« Une fillette de 6 ans est traitée par une application de crème fraiche pour une éruption cutanée du bras : un ulcère tuberculeux s'y développe. La vache, toujours la même, qui fournissait le lait était malade et la crème de son lait examinée fut reconnue virulente. »

Voici un dernier fait pour terminer, observé dans la clientèle de votre médecin, le docteur Boulet, et qui s'est passé dans votre région. Vous voyez ma prédilection pour les exemples tirés du voisinage.

Celui-ci a son intérêt et comporte pour vous des conclusions très pratiques.

« Je connais, dit le docteur Boulet, dans ma clientèle, un vieillard qui s'est toujours bien porté, dont on ne peut suspecter en aucune facon les antécédents. Ses ascendants, ses descendants sont indemnes : jamais, autour de lui, il n'y a eu de tuberculeux. Et pourtant ce vieillard a contracté une tuberculose locale du cou-de-pied et voici comment, à mon avis. Cet homme, dans sa ferme, s'occupait seul des animaux et il allait toujours, suivant la coutume, dans l'étable les pieds nus dans des sabots. Dans cette étable, existait de la tuberculose. Une vache, un jour, lui monte sur le pied, le blesse, et quelques mois plus tard, je constate une tuberculose du cou-de-pied. »

Isolé, ce fait ne signifierait rien; mais rapproché de tant d'autres et de tant de faits de tuberculose locales observés chez des médecins, des vétérinaires, des bouchers, des équarrisseurs, des garçons de ferme et des cultivateurs, quelle signification lumineuse ne prend-il pas et quelles précautions salutaires ne vient-il pas nous conseiller à nous tous, que la contagion menace et qui n'y pensons pas.

J'ai fini ma description de la tuberculose. Vous la connaissez dans sa nature, dans sa fréquence, dans sa gravité, dans sa contagion, dans ses causes, dans ses résultats, c'est-à-dire dans les douleurs, dans les ruines dans les détresses, dans les maladies et dans les deuils qu'elle sème autour d'elle ! Hommes, femmes, enfants, animaux d'étables, animaux de basse cour, porcs, lapins, chevaux, elle menace tout ! De l'exploitation la plus prospère, elle fait rapidement une ferme misérable et les produits qui donnaient les plus légitimes espérances, trop souvent s'étiolent, s'amaigrissent, ne laissant à la place des beaux espoirs que les plus amères déceptions !

Voilà le mal. Y-a-t-il un remède? Je vous réponds carrément oui ! Et le voici.

D'abord, il faut se résoudre à des règles hygiéniques dans l'habitation des hommes et dans l'habitation des animaux, dans leur alimentation, dans leur genre de vie et dans la règle de leurs travaux. Pour les uns et les autres, de la propreté, de l'air, une nourriture saine, naturelle et suffisante et, pour l'homme, de la sobriété. Nettoyez vos maisons et nettoyez vos étables. Vos étables sont trop petites et vos animaux y étouffent. Vos étables ont trop peu d'ouvertures et vous bouchez rigoureusement, fanatiquement, celles qu'elles peuvent avoir. J'ai vu des étables où les animaux, couchés sur leur litière, ne pouvaient plus se mouvoir, calés qu'ils étaient par les animaux voisins ; ce n'était même pas sur une litière qu'ils reposaient et que les vaches étalaient leurs mamelles, c'était sur une fosse à purin. Une température de haut-fourneau ou d'étuve régnait dans l'atmosphère empestée. Ce que devient un troupeau dans de pareilles conditions, ce à quoi on l'expose quand on le fait sortir en hiver et qu'on va l'exposer sans transition à l'immobilité dans les champs de pâture, l'expérience nous l'apprend, et si le plus grand nombre des bovins français se tuberculisent, peut-être la manière dont on les loge explique-t-elle, pour une bonne part, leur tuberculisation.

Donc de l'air, de l'espace, pas d'entassement, pas d'encombrement, de la propreté. D'un coup de balai solide, enlevez toutes ces toiles d'araignées qui ne font que multiplier les surfaces où se déposent et se fixent les poussières dangereuses. Que les litières soient plus fréquemment renouvelées. Croyez-vous qu'il y ait tant d'avantage à ce que vos animaux couchent et séjournent des jours et des mois sur un fond d'excréments qui fermentent et vicient l'air ? Faites entrer à profusion la lumière, surtout la lumière solaire directe, dans vos étables bien tenues et non encombrées. Le soleil est le grand purificateur ; aucun germe ne résiste à son action bienfaisante. Pourquoi, de parti pris, vous priver dans l'élevage, de son aide et de son indispensable concours ? Apprenez donc à manier le soleil, à doser son emploi avec réflexion et sagesse ; tout, en hygiène, est question de tact et de mesure. Ne craignez pas ce qui vous sert et ne recherchez pas ce qui vous nuit.

Quand vous avez évité l'encombrement, l'obscurité, les fermentations excrémentitielles dans vos étables, évitez encore à vos animaux les fatigues, le surmenage, évitez à vos vaches la lactation trop prolongée ou le travail excessif pendant la lactation qui les épuise. Donnez-leur une alimentation suffisante, ni trop aqueuse ni altérée, mais surtout une alimentation naturelle ; que l'alimentation industrielle soit une exception ! Les bonnes pâtures font les bonnes viandes. Evitez à vos animaux, dans la mesure du possible, les refroidissements brusques, l'humidité, les intempéries, surtout dans le jeune âge.

Ne comprenez-vous pas que déjà vous avez réuni toutes les conditions qui font les élèves robustes et les bêtes vigoureuses. Ces précautions élémentaires d'aération, d'ensoleillement, de nourriture substantielle, de propreté, ce sont elles qui font les hommes sains et solides ; ce sont elles aussi qui font les animaux cossus à chair étoffée, à rendement généreux ; un bon bœuf se fait avec de la bonne nourriture, comme une bonne table se fait avec du bon bois. Ecartez-vous de ces règles immuables de la science et du bon sens et vous engendrez la chétivité, la faiblesse et la maladie.

Mais vous avez fait tout le possible et la tuberculose est cependant entrée dans vos étables. Que va vous conseiller l'hygiène? Que vous ordonne la loi?

Vous avez vendu un bœuf ou une vache. Cette vache ou ce bœuf sont abattus dans un abattoir public et reconnus tuberculeux. Le Préfet en est informé et prend immédiatement, s'il le juge nécessaire, un arrêté portant déclaration d'infection de l'étable d'où est sorti l'animal reconnu tuberculeux. Dès lors, tous les animaux de cette étable sont réputés suspects et aucun d'eux ne peut être vendu au commerce. Pour lever l'interdit qui pèse sur eux, il faut les faire soumettre, par un vétérinaire sanitaire, à l'épreuve de la tuberculine. Ceux qui ne réagissent pas à la tuberculine sont déclarés sains et le propriétaire recouvre pour eux la plénitude de ses droits commerciaux, à la condition de séparer immédiatement ces animaux des autres avec lesquels ils ne doivent plus avoir aucun contact et de leur affecter des locaux désinfectés (art. 44). Ceux qui réagissent à la tuberculine sont déclarés tuberculeux ; les marchés, les foires, leur sont interdits et ils ne pourront sortir de leur étable que pour être dirigés sur des abattoirs publics ou surveillés, ou pour être abattus sur place en présence d'un vétérinaire délégué ; mais dans le cas de transport à l'abattoir, les animaux sont marqués au feu et munis d'un laissez-passer du vétérinaire sanitaire visé par le maire.

Les veaux nés de mères tuberculeuses sont réputés suspects, recensés et marqués, à moins qu'ils ne soient isolés de leurs mères aussitôt après leur naissance ; dans ce cas, ils peuvent être placés dans l'étable des animaux sains et le propriétaire en conserve la libre pratique (art. 46).

Mais la viande des animaux reconnus tuberculeux, est-elle une viande perdue pour le propriétaire ? Pas toujours. Elle est exclue de la consommation soit en totalité si la tuberculose est généralisée, soit en partie, si la tuberculose est localisée (art. 47.) Mais dans l'un et l'autre cas une indemnité en rapport avec le dommage est déterminée par la loi.

Si, pour l'abattage des animaux tuberculeux, le propriétaire des animaux s'est soumis aux décrets sanitaires, il lui est alloué une indemnité ainsi réglée :

Dans le cas de tuberculose généralisée, le tiers de la valeur de la bête considérée comme viande de boucherie ;

Dans le cas de la tubercutose localisée, les trois quarts de cette valeur, déduction faite du produit de la vente de la viande non saisie et de la peau.

Toute cette loi de protection publique vous est-elle donc si désavantageuse ? Avez-vous profit à la suivre ou à l'éluder? Réfléchissez-y bien et ne consultez que votre intérêt, puisqu'en matière commerciale, lui seul doit être consulté. Vous avez un animal à vendre. Il vous paraît malade, il tousse, il mange mal, il maigrit, il pourrait être tuberculeux. Au lieu de le déclarer, au lieu de le faire abattre sur place en présence d'un vétérinaire autorisé, au lieu de le conduire, si vous le pouvez, dans un abattoir public, vous allez le vendre. A qui? Prenez-y garde! Le franc acheteur, vous ne le tromperez pas, et si vous le trompez le jour de la vente, il a des délais légaux pour vous retrouver et pour faire déclarer contre vous la nullité de son achat. A qui donc le vendrez-vous, car il faut vous en défaire? A un maquignon, à un marchand véreux et irresponsable qui acceptera votre animal avec sa tare, à un boucher marron qui l'abattra en secret et vendra la viande en fraude? Mais quel prix vous en donneront ces industriels? Vous paieront-ils cette viande comme une viande de bonne qualité? Comptez bien! Vous en donneront-ils même ce que, par l'indemnité légale, vous auriez touché du Trésor après déclaration?

« Peut-être non, dites-vous, mais je suis tranquille et je n'ai pas à craindre de déclaration d'infection contre mon étable. » Et si vous en avez d'autres tuberculeux? Et si ceux qui étaient en bonne santé se sont tuberculisés à leur contact? « Vous vous en débarrasserez dans les foires n'importe quand, n'importe où? » Mais songez que la vente d'un animal tuberculeux est nulle de plein droit et que l'acheteur a trente jours pour exercer son recours contre le vendeur. S'il exerce ce recours, il l'exerce dans les formes légales, l'Administration préfectorale est saisie de sa réclamation. La déclaration d'infection de votre ferme que vous vouliez éviter est portée quand même contre vous et elle est portée tard, trop tard peut-être, à une époque où son action bienfaisante ne peut plus vous protéger contre la contagion. Joli résultat, et c'est vous qui l'aurez voulu!

Maintenant, pour connaître tous vos droits, sachez que l'action en recours ne peut être exercée que contre le dernier vendeur. Des écumeurs de foires vous ont acheté une ou plusieurs bêtes qu'ils ont expédiées immédiatement à Paris par exemple et vendues à des commissionnaires en boucherie. A Paris, vos bêtes abattues sont reconnues tuberculeuses. On les saisit et procès-verbal de saisie et d'estimation est dressé contre elles. Votre acquéreur n'a aucun recours contre vous. Seul le dernier vendeur peut être recherché et le dernier vendeur, c'est lui !

Mais dans le cas où votre acquéreur aurait lui-même abattu vos animaux, son droit contre vous existe tout entier, à la condition, écoutez bien, qu'il l'exerce dans les 30 jours de la vente et dans les 10 jours après l'abattage.

S'il l'exerce dans ces conditions, il l'exerce dans la plénitude de ses droits et vous n'avez qu'à le rembourser. Mais ne remboursez jamais sans exiger qu'on vous remette le procès-verbal de saisie et d'estimation de l'animal abattu. Ce procès-verbal vous donne encore les nom, prénoms et adresse du propriétaire de la bête abattue et vous savez, de cette manière, si vous êtes bien le dernier vendeur ; le procès-verbal vous donne le signalement de l'animal, et vous savez si l'animal saisi est bien l'animal que vous avez vendu. Ainsi vous évitez toute supercherie d'acquéreur malhonnête qui pourrait se faire rembourser, par vous, le prix d'une vache ou d'un bœuf qui ne vous aurait jamais appartenu, et vous connaissez en même temps l'indemnité qui vous est due.

J'ai fini, Messieurs, et je vous remercie de votre attention. La question de la tuberculose des bêtes est des plus graves comme vous le voyez. Elle vous intéresse au plus haut point. Elle intéresse votre santé, la santé des vôtres, la prospérité de vos fermes ; elle peut, si vous n'y prenez garde, au hasard d'une contagion d'étable ou d'une épidémie, compromettre votre fortune en quelques jours.

Aussi, comme je comprends que votre Curé, dont la grande intelligence et la merveilleuse activité se préoccupent autant de vos intérêts matériels que de vos intérêts moraux, ait voulu vous instruire et vous faire connaître et les dangers qui vous entourent et vos moyens de lutter contre un fléau qui n'est redoutable que parce qu'il n'est pas combattu, et vos devoirs et vos droits, et les dommages que vous pouvez subir et les indemnités que vous pouvez recevoir. Aidé dans cette lutte hygiénique comme il l'est par votre Docteur en médecine, M. Boulet, et par votre vétérinaire, M. Roguet, il doit vous convaincre et beaucoup obtenir. J'ai trouvé chez M. le Docteur Boulet une installation bactériologique, un véritable laboratoire qui lui permet, avec le concours de M. Roguet, de vous donner sur tous les cas douteux d'infection humaine et bovine qui peuvent se produire un avis décisif et motivé.

Organisés comme vous l'êtes, entamez la lutte antituberculeuse, résolument, bravement, persévéramment. Un jour viendra où vos efforts seront connus, où dans votre région la tuberculose sera vaincue, où vos bestiaux vigoureux, bien portants, à beaux membres et à robustes croupes, seront appréciés sur les champs de foire et réputés dans nos marchés. Autrefois, il y a 60 ou 80 ans peut-être, votre pays n'était que landes incultes, terres misérables, marais insalubres ; aujourd'hui, grâce au courage de vos pères et grâce à vos travaux, ce n'est partout ici que prairies vertes, terres de labour et fermes florissantes ! C'est partout la fertilité, la culture et la vie. Luttez donc, et l'on pourra dire, dans quelques années : « Autrefois la tuberculose infestait les étables de Plessé ; aujourd'hui, on ne l'y connaît plus. »

M. Gauffriau demande la parole pour féliciter et remercier le conférencier. J'ai voulu, mes chers amis, dit-il, vous faire connaître le mal dont vous êtes, je ne dis pas menacés, mais dont vous êtes atteints et qui, tous les jours, chez les uns ou chez les autres, dans vos familles ou dans vos étables, vous cause des chargrins ou vous fait subir des pertes énormes. Il faut donc le combattre pour ne pas vous laisser appauvrir. Maintenant vous connaissez le mal, vous savez qu'il est contagieux; vous savez que si on ne peut pas tout, on peut, du moins, beaucoup contre lui. Donc plus de lamentations enfantines, plus de gémissements vains. A l'œuvre contre la tuberculose, partout et tout de suite !

Le docteur Boulet dit que la situation est beaucoup plus sérieuse qu'on ne le pourrait croire à un examen superficiel.

Nous finirons par être pourris de tuberculose si nous n'y prenons pas garde. Il faut se résoudre aux partis rigoureux. Pas de demi-mesure. Abattez tous les animaux qu'il faut abattre avant qu'ils vous aient infecté vous ou les vôtres et qu'ils aient contaminé vos bêtes bien portantes. Vous y perdrez beaucoup sans doute, moins pourtant qu'à les conserver. Il n'y a pas à tergiverser. Il faut faire ce qui doit être fait. Mais pour diminuer vos pertes, il faudrait s'unir, s'entendre, causer ensemble des moyens à choisir. Est-ce donc impossible. »

M. le Comte de la Rochefoucauld, maire de Plessé. — « Je ne veux point nier l'importance du mal qui nous est signalé.

Il est très grand, ici, dans la région, dans le département partout et dans beaucoup de départements infiniment plus grave que chez nous. Y pouvons-nous quelque chose ? La contagion nous menace. Eh sans doute ! Mais jusqu'où peut aller notre action contre elle? Quand nous aurons pris les précautions les plus minutieuses pour protéger tous nos animaux dans nos fermes, à quoi arriverons-nous si une journée passée sur un champ de foire, ou tout autre contact inévitable et fortuit, suffit à contaminer une vache que nous aurons à grands frais protégée. La tuberculine peut-elle nous donner toute assurance? Je ne veux pas dire qu'il n'y ait rien à faire ; car je suis effrayé de l'augmentation des déclarations de tuberculose bovine que nous recevons. Mais je voudrais, comme conclusion de cette conférence, qu'on nous déterminât une ligne de conduite bien simple, que nous nous arrêtions à quelque chose de pratique; mais devant la gravité du mal, que pouvons-nous faire et pouvons-nous réellement quelque chose ? »

Le docteur Guillou. — « Je comprends bien, Messieurs, toutes les objections de M. de la Rochefoucauld et voici ma réponse. De ce que nous ne pouvons pas tout, il ne résulte pas que nous ne pouvons rien et parce qu'il nous est impossible d'arriver à la perfection, cela ne prouve pas que nous devions pas y tendre. Il faut d'abord mettre de la propreté partout où nous en pouvons mettre, désinfecter et blanchir à la chaux tous les locaux contaminés, détruire tous les germes et tous les produits morbides que nous pouvons détruire, car sachons-le bien, et répétons-le : les microbes c'est comme les lions, plus on en tue, moins il y en a. La tuberculose est avant tout une maladie d'erreur hygiénique. La vérité hygiénique doit l'anéantir et l'anéantira.

Il faut, pour traire une vache, prendre la résolution de porter des mains propres sur des mamelles bien lavées ; il faut recueillir le lait dans des pots bien rincés, le transporter dans des bidons bien ébouillantés; voilà un premier moyen à employer, un premier résultat à obtenir. Il sera dans la lutte antituberculeuse d'une efficacité puissante. Quelle révolution profonde en France, et même dans notre région, si tous les fermiers allaient exiger tous les jours, à l'heure de la traite, la propreté des mains et la propreté des pis.

Deuxième objection. — La réaction à la tuberculine est-elle une preuve infaillible de tuberculose ? Oui. En tous cas elle est la vérité scientifique, la vérite légale et ces deux vérités font aujourd'hui la vérité commerciale.

Vous achetez à la foire une vache qui réagit le surlendemain à la tuberculine. Retournez-la à votre vendeur. Votre marché est nul de par la loi. Ne sentez-vous donc pas que cette loi que vous suspectez vous protège? L'hostilité des habitants des campagnes contre la tuberculine et contre la loi vient de ce qu'ils se voient toujours vendeurs, et vendeurs de produits qu'il n'est pas toujours bon d'éprouver. Mais vous êtes acheteurs quelquefois et si vous vous êtes fait voler, si vous amenez chez vous, dans votre étable, une vache contagionnante, et que vous ne pourriez plus vendre quand elle aurait tout contagionné, qui forcera votre vendeur à vous la reprendre, à vous rendre vos écus volés ? Où est votre sécurité, où est votre recours, sinon dans la tuberculinisation et dans la loi ?

La tuberculose est-elle donc si contagieuse qu'un contact accidentel puisse la transmettre comme la fièvre aphteuse par exemple ? Non, il faut des contacts répétés, une cohabitation prolongée, et les vétérinaires les plus qualifiés, comme Galtier, comme Moussu, admettent qu'une stabulation de 4, 5 à 6 semaines et plus est, en règle générale, nécessaire pour qu'aidée de ses causes adjacentes, la tuberculose se communique d'un animal malade à un animal sain.

Donc et c'est ma réponse à la deuxième objection, la tuberculine est scientifiquement et légalement infaillible. Elle n'est même que trop fidèle ; car elle révèle, à leur début, des lésions minuscules dont l'ignorance peut contester la nature. Elle est la sécurité des acheteurs, elle est la sécurité des propriétaires qui ne veulent pas laisser décimer leurs troupeaux par la contagion.

La tuberculose n'est pas instantanément communicable. Nous nous sommes bien compris? Je passe.

3e objection. — Enfin la tuberculose est chez vous. Vous le savez d'une manière ou d'une autre ; mais vous le savez et vous n'en doutez pas. Votre ferme est en interdit. Le champ de foire et le commerce vous sont défendus.

Sachez donc tout de suite encore quelle est l'étendue du mal et soumettez immédiatement tous vos animaux à la tuberculinisation.

Ceux qui ne réagissent pas à la tuberculine sont réputés sains et vous pouvez les vendre à votre gré, si vous les isolez immédiatement dans des locaux désinfectés.

Soumettez sans retard à l'engraissement ceux qui ont réagi ; ils sont réputés tuberculeux et ils le sont, plus ou moins, mais ils le sont. Vous ne pouvez plus les vendre au commerce. Ceux qui engraissent, gardez-les ; ceux qui n'engraissent pas, abattez-les. L'indemnité légale est là pour vous dédommager, peu élevée sans doute, mais plus généreuse encore que l'acheteur de bêtes malades dans ses achats clandestins.

Enfin j'entends dire dans l'auditoire que la tuberculine et la tuberculinisation coûtent cher, que le Trésor donne peu.... C'est possible, c'est vrai. Mais vous êtes le nombre, unissez-vous, entendez-vous, groupez-vous dans des associations puissantes, et vous aurez bien vite la tuberculine, la tuberculinisation et tout le reste à bon marché. Quand vous serez unis, vous serez la majorité, et quand vous serez la majorité, vous pourrez parler haut, tout vous obéira. Vous serez plus que les législateurs, vous serez la loi. »

M. le Président remercie l'orateur et la séance est levée.

Nantes. — Imp. Mellinet, Place du Pilori, 5. — Biroche et Dautais, Succrs.

www.ingramcontent.com/pod-product-compliance
Ingram Content Group UK Ltd.
Pitfield, Milton Keynes, MK11 3LW, UK
UKHW012303240726
13966UKWH00004B/1596

9 782012 892521